DE LA
TUBERCULISATION
DE L'HOMME

par l'ingestion des viandes phtisiques.

DES MOYENS PROPHYLACTIQUES

PROJET D'ORGANISATION

D'UN

Service d'Inspection des Viandes de Boucherie

POUR TOUTE LA FRANCE

Par **Léon MANDEREAU**

Ex-Répétiteur de pathologie des maladies contagieuses
à l'École vétérinaire, de Lyon,
Vétérinaire-Inspecteur des viandes de Boucherie à Besançon.

LYON

IMPRIMERIE TYPOGRAPHIQUE DE L. BOURGEON
Rue Saint-Paul, 36-38
1886

De la Tuberculisation de l'homme par l'ingestion des viandes phtisiques.

Des Moyens prophylactiques.

Projet d'organisation d'un service d'inspection des viandes de boucherie pour toute la France.

Par Léon MANDEREAU,

Ex-répétiteur de Pathologie des maladies contagieuses à l'École vétérinaire de Lyon, Vétérinaire-Inspecteur des viandes de boucherie à Besançon.

Parmi les maladies susceptibles de se transmettre à l'homme par l'alimentation, il en est une, la phtisie tuberculeuse, la plus fréquente et la plus dangereuse, qui mérite d'attirer spécialement l'attention.

La tuberculose est une maladie générale, virulente, contagieuse, se développant chez l'homme et la plupart des espèces domestiques, caractérisée par une inflammation proliférative des éléments du tissu conjonctif et donnant naissance à une lésion bien déterminée : le tubercule.

L'état de groupement des tubercules, leurs différents âges, leurs lieux d'élection expliquent la richesse de l'anatomie pathologique de l'affection qu'ils caractérisent.

Pendant longtemps, la maladie envisagée chez les animaux, et en particulier chez les bovins, où elle est très fréquente, ne fut pas considérée comme étant contagieuse.

C'était, comme pour la plupart des affections, sous l'influence des acta, des ingesta, des circumfusa qu'elle prenait naissance. On invoquait tour à tour, pour expliquer son étiologie, un grand nombre de causes, presque toutes celles qui sont tirées du domaine de la pathologie générale : les variations atmosphériques, les courants d'air, les refroidissements, les arrêts de transpiration, les fatigues, les habitations malsaines, l'agglomération, l'alimentation insuffisante ou riche en calcaire, les affections anciennes de poitrine (pneumonie, pleurite ou bronchite antérieures), le tempérament lymphatique, la conformation de la poitrine, la lactation prolongée et exagérée chez la vache, etc., etc..... autant de causes, en un mot, prédisposantes de l'affection, mais non déterminantes.

Toutefois des observateurs avaient remarqué des cas de contagion par la cohabitation, par la vie en commun, par des aliments souillés par la bave ou le jetage d'animaux malades, et dans beaucoup de localités, certaines fermes où l'on conservait des animaux tuberculeux étaient désignées comme lieux d'infection.

Aux indications fournies par l'observation, vinrent plus tard s'ajouter celles dérivant de l'expérimentation.

On réussit à inoculer la matière tuberculeuse et à déterminer une maladie semblable à celle de l'animal d'où provenait le produit inoculé. — Les expérimentateurs furent nombreux et obtinrent des succès divers. A leur tête, il faut placer les docteurs Villemin et Chauveau, à qui revient l'honneur d'avoir étudié la transmissibilité de la tuberculose, et surtout d'en avoir donné une juste interprétation. De leurs travaux, qu'il suffit de mentionner ici, il ressort que la phthisie se transmet par ingestion, par inhalation, par injection vasculaire, par injection hypodermique, par inoculation, et que de l'homme et de la vache elle peut se communiquer au lapin, au cheval et quelquefois au chien et au chat.

C'était déjà un grand pas de fait, dans l'étude de la maladie, que d'avoir mis à nu son caractère de contagiosité; mais un point d'interrogation se posait immédiatement : à quoi était due la contagion? Quelle était la nature intime du virus? Quels étaient ses caractères et son siège?

Villemin, dans ses travaux, n'y fait aucune allusion.

Buhl avait recommandé, dans son traité, de rechercher la cause prochaine de la tuberculose dans des bactéries logées probablement au fond des foyers caséeux.

Chauveau, dans son remarquable travail intitulé : *De la Cause intime de la virulence*, l'attribue à des éléments figurés, à des granulations.

Klebs, en 1875, écrivait que la tuberculose était peut-être due à un contage animal. C'est à la suite de cultures répétées jusqu'à la troisième et à la quatrième génération sur la gélatine, le blanc d'œuf, le liquide de Bergmann qu'il fut conduit à émettre cette idée.

Des chiens et des lapins furent tuberculisés avec le produit de ces cultures, et le corps du délit examiné au microscope se présenta sous la forme d'une granulation sphérique, extrêmement mobile qu'il appela *monas tuberculosum*.

Ces résultats passèrent inaperçus et ne convainquirent personne.

Toussaint, en 1880, 1881, fit des cultures dans du bouillon de lapin. Au bout de 13 à 15 jours, la partie inférieure du liquide était composée de très petites granulations isolées, géminées, réunies par groupe de 3 à 10, d'un diamètre de 0^m0001 à 0^m0002 et entourées d'une matière gluante assez consistante.

Baumgarten prétendit avoir trouvé un bâtonnet semblable à celui du *bacterium termo*, de trois à six fois aussi long que large, arrondi aux extrémités formant des zoogléa.

Enfin, nous arrivons à la communication faite en 1882, à la Société physiologique de Berlin, par le docteur Koch.

Il a le grand mérite d'avoir isolé et parfaitement décrit le virus phtisique, et d'avoir fourni sur ce point un travail complet qui est encore aujourd'hui le dernier mot de la science.

Le parasite est une bactérie tellement petite qu'on ne la trouve qu'avec difficulté. Il est arrivé à la mettre en évidence par un procédé nouveau de coloration des éléments anatomiques. Voici résumée, la technique microscopique mise en pratique :

« Prendre une solution de 200cc d'eau distillée et d'un centimètre cube d'une solution alcoolique concentrée du bleu de méthylène. — Agiter vivement et ajouter toujours en agitant 2cc d'une solution potassique à 10 pour %. (Le mélange ne doit pas laisser de dépôt, même après plusieurs jours.)

« Plonger les objets à colorer pendant 20 à 40 heures dans le liquide préparé ou pendant 1 heure si la solution est chauffée préalablement à 40°.

« Arroser ensuite pendant 1 ou 2 minutes le porte objet avec une solution aqueuse concentrée de vésuvine (la filtrer chaque fois). Laver à l'eau distillée. (La préparation qui paraissait bleu sombre au sortir du bleu de méthylène, semble brunâtre après l'action de la vésuvine et du lavage.)

« Au microscope, tous les éléments organiques, noyaux et détritus cellulaires, sont colorés en brun, contrairement aux bacilles de la tuberculose qui sont bleus. Cette réaction, spéciale à ces microbes et à ceux de la lèpre, est extrêmement sûre et fidèle.

« Les coupes sont plongées de même dans le bleu de méthylène pendant 15 à 50 minutes suivant la température, lavées à la vésuvine aussi longtemps que la couleur bleue n'aura pas fait place à une teinte brune ; deshydratées à l'alcool et éclaircies à l'huile de gérofle. »

Grâce à ce procédé, Koch est parvenu à isoler le germe tuberculeux, à le cultiver et, en l'inoculant seul dans l'organisme, à reproduire la maladie initiale.

Pour lui, le microbe n'est ni la monadine si mobile de Klebs, ni le micrococcus de Toussaint. C'est une bactérie se présentant sous forme de bâtonnet, douée de mouvements exclusivement moléculaires, un bacillus analogue à celui de la lèpre, d'une extrême petitesse ; car son diamètre ne dépasse jamais celui d'un globule rouge et peut être quatre fois moindre. Ces bacilli sont accumulés partout, où le processus tuberculeux est à la première période. A la périphérie des masses caséeuses on les trouve isolés ; plus les lésions sont accessoires, plus le nombre en diminue.

Koch a rencontré ces bactéries non seulement dans les granulations tuberculeuses du poumon, du cerveau, de l'intestin, mais encore dans les foyers de pneumonie caséeuse, dans les adénites strumeuses et au milieu des fongosités articulaires ; elles se trouvent aussi dans les crachats, même desséchés depuis longtemps des phtisiques. Elles existent également dans la tuberculose expérimentale, ainsi qu'en font foi des recherches qui ont porté sur plus de 200 animaux, cobayes, lapins et chats.

Enfin Koch a cultivé ces bacilli et des inoculations faites avec une rigueur scientifique absolue, ont reproduit chez divers animaux, dans l'espace de trois ou quatre semaines, une tuberculose généralisée.

Les cultures faites par l'auteur à propos du virus phtisique sont très intéressantes en ce qu'elles différent complètement des cultures faites par les procédés de Pasteur.

Rejetant les liquides stérilisés qui lui ont valu de nombreux mécomptes, Koch s'adresse à des milieux solides et transparents, faciles à surveiller à la loupe, au microscope, où les impuretés sont moins à craindre, attendu qu'elles se multiplient au point même où elles sont tombées et peuvent être facilement reconnues.

Le terrain de culture se compose du sérum de sang de bœuf ou de mouton aussi pur que possible, placé dans un verre à réactif bouché à la ouate, chauffé à 58° pendant une heure, durant 5 à 6 jours consécutifs.

Généralement à ce moment le sérum est stérilisé.

On chauffe ensuite à 65° pendant plusieurs heures jusqu'à ce que le liquide devienne ferme et se transförme en une masse gélatineuse, jaunâtre, transparente.

Le milieu préparé, on dissèque rapidement la peau d'un animal tuberculeux récemment sacrifié, on sectionne les côtes, on met à nu le poumon, le tout avec des instruments flambés et on sépare lestement une granulation miliaire que l'on porte avec un fil de platine flambé sur le sérum solidifié.

Les verres ainsi préparés sont placés dans l'étuve à 37°,38°. Aucun changement n'apparaît dans la première semaine (s'il s'en produit un, c'est le fait d'une impureté).

Les cultures tuberculeuses n'apparaissent que le dixième jour sous forme de petits points ou de petites squames sèches. Ces écailles forment une masse très ferme. Faisons remarquer en passant que cette croissance extraordinairement lente, dépendant si complètement d'une température de 37° à 38°, la constitution squameuse et sèche des écailles, tous ces caractères sont entièrement spéciaux au microbe du tubercule.

Au bout de quelques semaines la croissance des écailles est terminée, probablement parce que les bacilles n'ayant pas de mouvement propre ne peuvent gagner du terrain que par le processus lui-même dont la lenteur empêche la facile progression.

Il est d'ailleurs facile de faire une seconde culture en transportant sur une autre plaque de sérum une portion des écailles décrites ci-dessus. La lenteur de ce développement n'a pas d'analogue dans le monde des micro-organismes. Peut-être le milieu des cultures est-il peu favorable.

Quoi qu'il en soit, si l'on inocule les petites croûtes produites par la culture à des cabiais, on voit la plaie se fermer dès le lendemain et rester sans modification pendant une huitaine de jours; alors apparaît un nodule qui continue à croître ou se transforme en un ulcère sec et aplati. Au bout de quinze jours, les ganglions inguinaux et axillaires correspondants sont gros comme des pois. Au bout de quatre à six semaines, tous les organes (surtout le foie et la rate) sout farcis de lésions tuberculeuses.

Koch se servit surtout dans ses cultures de la matière tuberculeuse du cabiai qui se prête particulièrement bien à la prolifération. Ces animaux étaient inoculés tantôt avec du crachat ou des granulations humaines, tantôt avec la matière perlée des bêtes à cornes ; tantôt avec le produit des gros tubercules du singe.

Koch cependant ne borna pas ses cultures au virus pris sur le cabiai, il cultiva également du produit tuberculeux pris directement sur l'homme ; mais il réussit moins souvent à cause des conditions inhérentes à l'autopsie du cadavre.

EXPÉRIENCES DE KOCH. — Après avoir obtenu par la culture des parasites semblables à ceux trouvés dans les lésions des tuberculeux, il restait à inoculer le virus et à constater le résultat obtenu.

Nous rappellerons ici rapidement les expériences de Koch.

Première expérience. — Culture d'un produit provenant d'une pneumonie caséeuse de l'homme, ayant passé pendant 89 jours par des cultures successives.

Inoculation dans la chambre antérieure de l'œil de 3 lapins.

Au bout de quelques jours, iritis intense, opacité de la cornée, maigreur et à l'autopsie poumons farcis de tubercules.

Deuxième expérience. — On inocule le produit d'une petite croûte prise sur une masse gélatineuse de culture, écrasée dans du sérum liquide.

On emplit une seringue Pravaz et avec la canule, sans bouger le piston, on pique la cornée de 7 lapins. La quantité du produit virulent ainsi inoculé est extrêmement minime.

L'œil reste transparent pendant un certain temps, mais au cours de la deuxième semaine, on observe une évolution tuberculeuse de l'iris. Au bout du trentième jour ont fait l'autopsie, les ganglions maxillaires et auriculaires sont tuméfiés ; les poumons sont encore sains.

Troisième expérience. — On fait des injections de virus préparé comme dans l'expérience précédente dans la cavité abdominale de deux chats adultes. — Mort du 1ᵉʳ au bout de 19 jours avec lésions de péritonite tuberculeuse.

Le 2ᵐᵉ est sacrifié le 43ᵐᵉ jour et l'autopsie révèle une tuberculose miliaire du poumon, de la rate, etc.

Quatrième expérience. — Injection dans le péritoine d'une chienne âgée, de 2ᶜ ᶜ de sérum contenant, écrasée, une pareille culture datant de 94 jours.

Au bout de la troisième semaine, inappétence, tristesse, ventre gonflé.

Au bout de la cinquième semaine, épanchement péritonéal séreux, nodules tuberculeux sur l'intestin, la vessie, le mésentère, l'épiploon, la rate. Présence de masses tuberculeuses sur le foie et le poumon.

Si nous avons autant insisté sur ce dernier travail, c'est que, comme nous l'avons déjà fait remarquer, il jette une vive lumière sur tous les points naguère si obscurs de la tuberculose.

Des recherches du Dʳ Koch, il résulte en effet :

1⁰ Que la phtisie tuberculeuse est une maladie commune à l'espèce humaine et à la plupart des espèces domestiques ;

2⁰ Qu'elle est caractérisée par un bacille, le même chez l'homme et les animaux ;

3⁰ Qu'elle est transmissible d'une espèce à l'autre ;

4⁰ Que l'homme enfin peut la prendre des animaux.

Les circonstances dans lesquelles la contagion de la bête à l'homme peut se produire sont peu variées. C'est généralement par l'ingestion des chairs ou du lait que la phtisie tuberculeuse est communiquée par les animaux à l'espèce humaine. Dans l'organisme malade, la matière virulente se rencon-

tre dans toutes les lésions, et comme celles-ci peuvent être généralisées, dans tous les organes, dans
tous les tissus. En effet, le sang, la chair, le suc des
viandes des animaux tuberculeux peuvent transmettre la maladie par inoculation, par ingestion et
par injection hypodermique.

En 1871-1872, Harms, Zurn, Gunther, vétérinaires
allemands, ont démontré que la chair d'animaux
tuberculeux peut, par ingestion, donner la maladie
au cochon, au cobaye, au lapin.

M. Galtier, en 1879, a obtenu, par injestion hypodermique de suc musculaire de phtisique, deux cas
de contamination chez le lapin.

M. Toussaint a transmis la phtisie au porc par
inoculation du jus de viande tuberculeuse.

Enfin, beaucoup d'autres expérimentateurs sont
arrivés depuis au même résultat. Il serait superflu
de reproduire ici toutes les expériences faites à ce
propos. Actuellement, c'est d'ailleurs un fait acquis
à la science que les viandes provenant de bœufs et
de vaches phtisiques peuvent transmettre la maladie
à l'homme qui les ingère. L'explication à en donner
est d'autant plus facile que dans beaucoup de cas de
Pommelière, la tuberculisation, sous forme de petits
foyers virulents, a envahi le tissu conjonctif inter-
fibrillaire, imprégnant la masse musculaire en
entier.

La question d'alimentation publique est trop gros-
se d'intérêt pour que nos gouvernants, les municipalités, éclairés par les découvertes scientifiques
modernes n'aient cherché à enrayer cette inoculation mortelle à l'homme par les viandes tuberculeuses.

. Les principales villes de France, Paris, Lyon,
Bordeaux, Rouen, Besançon, Amiens, Troyes, etc.,
ont organisé des services d'inspection des viandes

de boucherie, à la tête desquels ont été placés des médecins-vétérinaires, nommés au concours, ayant satisfait à de sérieux examens, ayant conséquemment toute l'autorité et la compétence nécessaires pour éliminer de l'alimentation les viandes dangereuses.

Bien que ces services ne soient pas exempts de critique sur leur mode de fonctionnement et sur le degré variable de sévérité qui trace leur ligne de conduite (nous en donnerons ultérieurement la raison), il est incontestable que depuis une dizaine d'années ils ont obtenu des résultats inappréciables : Quantité d'animaux malades, qui autrefois auraient été mangés, ont été soustraits de la consommation et enfouis.

Dépendant des municipalités, ces services sont autonomes. Ils sont réglementés de façons différentes ; aussi arrive-t-il que tel animal phtisique qui serait saisi dans une localité, sera admis dans la voisine.

Heureuses les villes où le service d'inspection est sévère ! Les avantages qui en découlent ne sautent pas immédiatement aux yeux, comme s'il s'agissait d'aliments dont l'ingestion fût rapidement mortelle. La phtisie, sans être moins redoutable que la morve, le charbon bactéridien qui tuent tout de suite, est une maladie insidieuse, à évolution lente mais certaine.

Pourquoi retirer de la consommation, a-t-on objecté souvent, des viandes que l'on mangeait jadis, et qui ne paraissent avoir causé aucun méfait ?

Pourquoi enfouir des animaux dont les chairs semblent si peu malsaines que, ingérées nombre de fois, elles n'ont produit chez l'homme qui s'en est nourri aucun dérangement intestinal, aucune indisposition apparente ?

L'inoculation de la phtisie dans la contamination naturelle a lieu en effet sans symptômes bien marqués, et, par sa marche lente, son développement latent, la tuberculose semble donner raison aux objections posées précédemment.

Le virus déposé sur un organe s'y multiplie, donne naissance à un tubercule, gros comme un grain de mil très tenu, si petit enfin qu'il semblerait puéril de compter avec lui. Puis, par l'intermédiaire d'un lymphatique, le microbe est porté un peu plus loin, où se forme un deuxième tubercule. Pas à pas, il arrive au ganglion le plus voisin, y élit domicile, s'arrête un moment pour repulluler de nouveau et pour, par les courants lymphatique et circulatoire, être transporté dans tout l'organisme, et y porter le germe de la mort. Cela est si vrai que l'on est frappé de voir, dans les amphithéâtres de médecine et dans les laboratoires d'anatomie pathologique, le grand nombre de cadavres présentant des tubercules soit sur les organes de la cavité abdominale, soit sur ceux de la cavité pectorale. — Et puis les statistiques mortuaires de Paris et de toutes les villes ne sont-elles pas effrayantes par la large colonne qu'elles consacrent aux victimes de la phtisie?

Loin de nous, l'idée de faire croire que l'alimentation malsaine est seule cause d'un aussi lugubre résultat. La cohabitation et la contamination immédiate d'homme à homme doivent être accusées pour leur juste part; mais il n'en est pas moins vrai que l'alimentation par les viandes phtisiques joue un rôle très important dans la propagation de la maladie.

Comment se fait-il alors qu'armé d'aussi précieux renseignements, on ne soit pas impitoyable pour rejeter toutes les viandes tuberculeuses?

Pourquoi ne pas protéger du contage, des populations aussi ignorantes que confiantes, et les préserver de l'achat de denrées si nuisibles à leur santé?

C'est qu'en saisissant tous les animaux qui tombent phtisiques à la tuerie, on porterait un préjudice immense à l'agriculture déjà si menacée. C'est que l'on ameuterait contre soi, éleveurs, agriculteurs, corporation des bouchers, quantité même de consommateurs, et que, soutenu par la certitude seule d'avoir rendu service, on finirait par succomber sous des attaques aussi vives que multipliées et intéressées.

Il est donc, dans l'état actuel des choses, absolument impossible d'écarter de la consommation toutes les viandes tuberculeuses. Cela ne veut pas dire que les services d'inspection restent inactifs, puisque mensuellement la publication de leurs opérations accuse des saisies relativement considérables.

Lorsque la maladie est à son début, la saisie des viandes n'est presque jamais prononcée. On a établi, en effet une classification pour désigner l'état de gravité de la tuberculose : une vache, un bœuf sont phtisiques au premier degré, au deuxième degré, au troisième degré. Cette division qui n'a pas de raison d'être dans l'espèce, ne sert qu'à masquer l'impuissance dans laquelle on se trouve d'éliminer de l'alimentation humaine toutes les viandes malsaines. Dans telle ville, il est d'usage de saisir, par exemple, les tuberculeux au troisième degré. Pour les animaux des deux autres catégories, on se borne, afin de laisser passer la viande, à en faire la toilette, c'est-à-dire à la débarrasser des grappes tuberculiformes qui lui sont adhérentes : c'est donner une apparence d'innocuité à un produit empoisonné. Ailleurs, lorsque la tuberculisation n'est pas généralisée, on retranche, du tout, les néoplasmes et les morceaux correspondants.

Chargé de l'inspection des viandes de boucherie, à Besançon, pénétré de la responsabilité morale que confère une semblable situation et convaincu du danger qu'il y a à ingérer des viandes phtisiques, toutes nos décisions ont été empreintes de la plus grande sévérité. Dans les trois premières années de notre inspection, nous avons envoyé au clos d'équarrissage environ 38.262 k. (P. B.) de viande tuberculeuse. Beaucoup de protestations se sont élevées, beaucoup de récriminations se sont fait entendre ; finalement on s'est déshabitué à conduire les animaux malades aux abattoirs de la ville. C'est ainsi que depuis plusieurs mois nous n'avons pas eu l'occasion de trouver un tuberculeux sur un sacrifice mensuel d'environ 450 têtes de gros bétail.

Mais que prouvent ces résultats, sinon que le danger est plutôt déplacé que conjuré !

Que devient le stock d'animaux malades que les agriculteurs de Franche-Comté vendaient il y a cinq ans au chef-lieu de préfecture ?

Les cas de tuberculose dans l'espèce bovine du pays auraient-ils diminué ?

J'ai la certitude qu'il n'en est rien ; seulement plutôt que d'être abattus à Besançon, où ils seraient saisis, les bœufs et les vaches phtisiques sont vendus et expédiés dans des villes où on pourra en débiter la viande sans être inquiété, dans les campagnes où aucune inspection n'est faite. — Et pour avoir trop protégé un point du département, on a infesté le reste du pays.

Cette situation n'est pas spéciale au Doubs ; il en est de même dans toute la France. De deux choses l'une, en effet, ou le service d'inspection du chef-lieu est débonnaire et indistinctement habitants de la ville et des campagnes sont exposés à la contagion, où l'inspection est sérieusement faite et alors les animaux tuberculeux sont détournés de leur destination primitive et abattus dans les villages.

Là consommation de la viande devenant de plus en plus considérable, la ration individuelle quotidienne des Français ayant presque doublé depuis 40 ans, les chances de contamination par les viandes tuberculeuses ont augmenté dans la même proportion. Il serait donc temps que l'on s'occupât, d'une façon sérieuse, d'arrêter les progrès envahissants de la phtisie sur l'espèce humaine, par une réglementation *ad hoc*.

C'est de ce sujet que nous allons traiter dans la deuxième partie de notre travail.

II.

Les viandes de boucherie, pour servir à l'alimentation de l'homme, ont besoin de subir une préparation. Elles sont dans la pratique ordinaire ou bouillies, ou rôties, ou grillées.

Nous laisserons de côté, pour le moment, les viandes bouillies, pour nous occuper tout de suite des deux autres catégories. Dans la cuisson par le rôtissage et le grillage, on fait agir directement l'effet du calorique. La viande, dans le premier cas, est soumise à l'action du feu à distance. Le morceau est tourné de temps en temps afin que chacune de ses faces subisse l'influence de la chaleur. Lorsque l'opération est terminée, une belle croûte jaune-doré, plus ou moins épaisse, s'est formée à la surface, alors que les tranches du milieu sont encore saignantes.

Le grillage consiste à jeter la viande sur des charbons incandescents. C'est la préparation bien connue du beefsteack et du rosbeef.

Or ces modes de cuisson, si fréquemment mis en usage dans l'art culinaire, sont-ils efficaces pour assurer l'innocuité des viandes phtisiques?

La réponse se trouve dans les conclusions d'une communication faite en 1880, par M. le Dr Toussaint, de l'École vétérinaire de Toulouse, à l'Académie des sciences.

Des tranches de muscle de la cuisse d'une truie tuberculeuse sont placées sur un réchaud et exposées à la chaleur du gaz, on les cuit à peu près comme les beefsteacks qui donnent le jus rouge. On exprime ensuite ces tranches sous la presse et le liquide qui en est obtenu est inoculé à deux lapins. L'un fut tué le cinquante-sixième jour après l'inoculation et l'on constata des lésions locales et ganglionnaires, des granulations grises dans le poumon, l'épiploon et la rate; l'autre, encore vivant au moment de la communication, maigrissait, s'étiolait et devait, d'après l'auteur, mourir avant peu.

Ces faits démontrent avec évidence le danger des viandes crues et du jus de muscle à peine chauffé que l'on donne aux enfants et aux personnes débilitées.

L'infection se fait avec la même facilité par l'ingestion que par l'inoculation, et peut-être serait-on dans le vrai en affirmant que la maladie inoculée par le tube digestif marche avec plus de rapidité; tous les ganglions intestinaux pouvant être attaqués en même temps et former ainsi autant de portes d'entrée au virus.

Ils démontrent en outre que les viandes rôties et grillées ne sont pas exemptes de danger.

A quelle température le microbe phtisique devient-il donc inoffensif? D'après des expériences entreprises, sur la résistance du virus phtisique au calorique en 1880, à l'École vétérinaire de Lyon, par notre maître, M. le professeur Galtier et par nous, alors que nous étions attaché comme répétiteur à la chaire de pathologie des maladies contagieuses, il semblerait qu'à 70° son activité est entièrement annihilée.

Voici, en résumé, le *modus faciendi* adopté par nous :

De la matière tuberculeuse écrasée et délayée dans de l'eau distillée, fut placée en quantités égales dans des tubes à essai soumis à des températures de 10, 15, 20, 25, 30 ..... 55, 60, 65, 70, 75, 80, 85 ..... 100 degrés. Des lapins reçurent par injection hypodermique du produit des différents tubes. Or jusqu'à 65° le virus phtisique se montra actif et les sujets d'expérience le prouvèrent à l'autopsie par des lésions de tuberculose.

Au-dessus de 65° les inoculations furent stériles; les lapins sacrifiés ne présentèrent aucune trace de maladie.

On est en droit, jusqu'à preuve contraire de considérer la température de 70° comme préservatrice de la phtisie. Il va sans dire, d'après cela, que le rôtissage et le grillage sont des moyens insuffisants pour tuer le germe. Rarement la température du centre des rôtis et des beefsteacks arrive à cette hauteur, comme l'indiquent d'ailleurs les expériences de M. Colin, en 1866, sur la relation existant entre la température de la viande à différentes profondeurs et le temps de la cuisson, expériences faites en vue de l'étude des viandes trichinées.

La troisième préparation de la viande qui doit servir d'aliment à l'homme est la cuisson par ébullition de l'eau.

Dans la plupart des cas, pour ne pas dire toujours, la viande bouillie est débarrassée des germes qu'elle contenait.

Nous avons, pour notre part, à différentes reprises, fait ingérer à des chiens auxquels nous avions préalablement déchiré, au moyen d'épines, la muqueuse buccale, de la viande bouillie de vache à tuberculose généralisée. La durée de l'ébullition dans l'eau était d'environ 3/4 d'heure par kil. de viande. Dans aucun cas nous n'avons observé d'inoculation.

Un petit ganglion à foyers tuberculeux, placé dans l'intérieur d'un des morceaux bouillis, a fourni, écrasé dans de l'eau stérilisée par la chaleur, un produit inoculé à la lancette à la face interne de la cuisse d'un lapin. Au bout de cinq jours, un abcès s'est montré au point inoculé ; à l'autopsie faite 35 jours après aucune trace de tuberculisation n'existait sur les organes.

Il est d'usage dans les ménages, en France, pour faire le pot-au feu, de soumettre durant 3 à 4 heures à l'ébullition de l'eau, la viande de bœuf. On ne saurait blâmer cette cuisson prolongée, bien qu'elle diminuât considérablement le pouvoir nutritif du muscle au profit du bouillon, puisqu'elle permet de ne pas avoir à s'inquiéter de la provenance de la viande, et que dans tous les cas, elle en assure l'innocuité.

La viande qui sert de nourriture à l'armée subit également une ébullition dans l'eau plus que suffisante pour qu'elle puisse être ingérée sans crainte, circonstance heureuse, car maintes fois, eu égard au prix que paie l'Etat, les pesées doivent se composer de viandes tuberculeuses.

— En résumé, si dans quelques cas rares (et cela lorsque la durée de cuisson est trop courte ou que les morceaux sont trop volumineux) les viandes bouillies peuvent conserver leur caractère de virulence, généralement elles sont devenues inoffensives.

De là à conclure que toutes les viandes, pour être consommées, devraient être bouillies, il n'y aurait qu'un pas à faire. Mais alors combien se trouveraient appauvries les ressources de l'art culinaire, si on lui enlevait les moyens du rôtissage et du grillage! Il faudrait pour jamais renoncer aux excellents rôts et aux juteux beefsteacks. Beaucoup de gens, sans compter les fins gourmets, au risque d'une contamination possible, enfreindraient les règles tracées par l'hygiène.

Ce procédé n'est donc pas praticable, et, le fût-il, il serait exagéré de le toujours employer, alors que sur 100 cas, il ne serait peut-être nécessaire qu'une fois. L'idéal serait de faire bouillir exclusivement les viandes tuberculeuses. Mais comment savoir qu'un morceau de bœuf appétissant, coté par le boucher de première qualité et payé le maximum du prix, provient d'un animal phtisique? Au surplus, il est certain que si le consommateur avait le moindre soupçon sur la provenance de la viande qu'il se propose d'acquérir, il se garderait bien d'en faire l'achat, et la laisserait pour compte au boucher.

Le problème, comme on le voit, se pose extrêmement complexe.

En effet, d'un côté, il est impossible en France pour le moment, au moins, d'écarter de l'alimentation *toutes* les viandes tuberculeuses.

D'un autre côté, le consommateur non prévenu court le risque de justement choisir des viandes malsaines pour les faire griller ou rôtir.

Après avoir longtemps étudié la question et l'avoir envisagée sous toutes les faces, nous croyons avoir trouvé une solution conciliant tous les intérêts.

Le moyen que nous proposons consiste dans la salaison des viandes tuberculeuses.

Nous ne sommes pas en mesure de définir exactement l'action du sel sur le virus phtisique. Les résultats de diverses expériences que nous avons entreprises à ce sujet demandent à être complétés. Ils fourniront du reste matière à une communication ultérieure. Mais sans empiéter sur notre travail encore inachevé, en mettant les choses au pis, c'est-à-dire en admettant *a priori* que (quels que soient la dimension des morceaux, les moyens employés, la durée de la salaison, etc., etc...), les caractères physiologiques du virus tuberculeux ne soient en rien modifiés par le sel, le danger de la contagion de la phtisie à l'homme par les viandes se trouve néanmoins écarté.

Les viandes salées, pour être mangées, doivent subir l'action de l'ébullition de l'eau, et plus que tout autre, elles exigent par leur préparation naturelle, une longue durée de cuisson.

La valeur du procédé que nous préconisons ressort d'elle-même :

Avec la salaison, plus de pertes sèches pour le cultivateur : A-t-il conduit à l'abattoir un bœuf tuberculeux ; au lieu de se voir dépossédé complètement de son animal, sans dédommagement aucun, les viandes salées *sur place* lui seront remises, ce qui lui permettra de nourrir pendant plus ou moins longtemps le personnel de sa ferme.

Avec la salaison, plus de danger à courir pour le consommateur.

Qu nd, à l'étal du boucher, il achètera un morceau de filet ou d'aloyau, il pourra sans le plus petit risque et sans la moindre appréhension en jeter une tranche sur le feu et se nourrir de viande saignante.

Avec la salaison plus de crainte pour l'enfant débilité, plus de crainte pour le convalescent auxquels le jus de viande a été ordonné, comme fortifiant : Toutes les viandes exposées fraîches, proviennent d'animaux sains.

La salaison devra se faire dans les abattoirs sous la surveillance du service d'inspection et aux frais du propriétaire. La viande débarrassée de tous les tubercules et découpée en morceaux de 2 à 3 kil. au plus sera saupoudrée de sel et jetée le lendemain dans la saumure.

La durée de la salaison sera variable et les cuves à sel seront vidées selon les besoins du moment. Quand un cas de tuberculose se présentera dans un abattoir où, par suite du petit nombre de sacrifices, les exemples de phtisie ne sont pas fréquents, on pourra sans inconvénient abandonner la viande à l'action du sel le temps nécessaire pour la transformer en conserve. Dans les grandes villes il suffira de l'y laisser quelques jours afin de mettre le consommateur dans l'obligation de la faire bouillir pour la manger.

Mais, va-t-on nous objecter, qui voudra de ces viandes et comment fera-t-on à Paris, à Lyon, à Bordeaux où dans une même journée on peut trouver 5, 6 animaux tuberculeux et même davantage ? Ces difficultés sont plutôt apparentes que réelles et la pratique en aura vite raison.

A Besançon, comme dans beaucoup de villes de la même importance, les animaux sont vendus à délai et conduits à l'abattoir par le cultivateur à un jour désigné. L'animal est abattu et ce n'est qu'au moment où il est découpé en quartiers et pesé que le boucher prend ses droits Dans le cas de refus ou de saisie des viandes, la perte, d'après les articles 1641 et suivants du Code civil, incombe au vendeur. Ce sera donc ce dernier, c'est-à-dire le cultivateur, qui au lieu de perdre la totalité de son animal, comme cela a lieu encore maintenant, paiera les frais de salaison et prendra possession des viandes salées.

Une autre hypothèse se présente en admettant que l'animal tuberculeux ait été vendu par un marchand de bestiaux en gros.

Or, depuis que la nouvelle loi sur les vices rédhibitoires est en vigueur, depuis que la pommelière ne donne plus matière à rédhibition, depuis que l'intermédiaire entre le boucher et le producteur n'a aucune action récursoire sur ce dernier dans le cas de saisie de bête tuberculeuse à l'abattoir, les marchands de bestiaux en gros se montrent moins empressés à acheter les animaux malades.

Cependant il pourrait leur arriver d'avoir à rentrer en possession des chairs de plusieurs animaux tuberculeux; rien ne s'opposerait alors à ce qu'ils adjoignissent à leur installation un saloir où les viandes qu'on leur rendrait, dénaturées par un séjour plus ou moins prolongé dans le sel, seraient transformées en conserve.

Bien que nous n'ayons pas dans notre pays d'étaux de basse boucherie, comme il en existe en Belgique, en Allemagne, ces viandes trouveraient toujours acquéreur, alléché que l'on serait par leur bon marché et assuré de leur innocuité. .

La salaison des viandes tuberbuleuses à laquelle on arrivera forcément dans un avenir plus ou moins prochain a le double avantage de préserver l'espèce humaine de la contamination et d'éviter à l'agriculture une perte qui, bon an mal an, se chiffre par des centaines de mille francs.

Les bienfaits qu'on est en droit d'en attendre ne seront complets et certains que lorsque partout, de la plus grande ville à la commune la plus humble, du nord au midi et de l'est à l'ouest, l'inspection des viandes, rendue obligatoire, se fera d'une façon uniforme.

Une réglementation s'impose. On est tout étonné, en effet en songeant que suivant que l'on habite tel ou tel point de la France on est protégé contre les conséquences de l'alimentation malsaine ou exposé à ses effets. Nous sommes grand partisan de la liberté des transactions et fervent adepte de la loi économique « de l'offre et de la demande » ; nous avons applaudi à l'abolition de la taxe officielle des viandes; mais nous ne pouvons admettre qu'au mépris de la loi du 27 mars 1851, on laisse vendre, et en connaissance de cause, des produits nuisibles à la santé, des produits souvent mortels. Le consommateur qui jugera une viande sur son apparence, sur sa richesse en persillé, n'est pas à même de reconnaître les viandes morveuses, les viandes charbonneuses, les viandes tuberculeuses, les viandes ladres, les viandes laxatives, etc., etc.. Il est absolument indispensable de le protéger et c'est le devoir du Gouvernement.

Ce qui nous donne à penser que nous n'aurons pas longtemps à attendre son intervention en matière d'inspection des viandes de boucherie et de denrées alimentaires en général, c'est que tout dernièrement nos législateurs nous ont dotés d'une nouvelle loi sur la police sanitaire. — Grâce à elle, les maladies contagieuses qui sévissaient sur notre bétail sont enrayées dans leur extension.

Il suffira, nous en avons la ferme espérance, d'attirer l'attention sur une aussi criante anomalie, à savoir qu'alors que l'on a songé à la santé des bêtes, alors que l'on a édicté une loi pour les soustraire à la contagion, on a négligé d'employer des moyens similaires pour préserver l'homme des maladies que les animaux peuvent lui transmettre par l'alimentation.

Il est toujours pénible de copier l'Allemagne et d'avoir à chercher des exemples de l'autre côté du Rhin, et pourtant, depuis déjà longtemps pareille organisation à celle que nous demandons existe chez nos voisins. Ils ont pu ainsi arrêter les progrès envahissants de la trichinose; ils savent se préserver de l'ingestion des viandes malsaines.

Chez nous, dans beaucoup de petites localités, et même dans des villes d'une certaine importance, les tueries d'animaux sont dans un état de malpropreté fort compromettant pour la sécurité publique. Ces établissements fonctionnent en dehors de tout contrôle; ils reçoivent, pour y être abattues, des bêtes malades que laissent passer les hommes chargés de les examiner, presque tous anciens sous-officiers retraités, joignant à un excès de zèle une ignorance bien excusable.

La création d'abattoirs publics, dans lesquels s'exercera une surveillance intelligente, sera le meilleur moyen à employer et la seule garantie utile qu'on puisse donner à la consommation. L'expérience a démontré qu'une ville est loin de compromettre ses finances en créant ces sortes d'établissements. Elle ne tarde pas, au contraire, à trouver dans leur fonctionnement une véritable source de revenus.

Rien ne serait plus facile que d'organiser, en France, un service d'inspection des viandes. L'obligation

imposée à chaque commune, par la loi sur la police
sanitaire, d'avoir un vétérinaire des épizooties, a
créé, par le fait même, des inspections de boucherie.

Henri Bouley, avait depuis longtemps compris la
nécessité dans laquelle on était d'établir un sérieux
contrôle dans les abattoirs, et en plusieurs occasions,
soit à l'Académie de médecine, soit au conseil d'hygiène et de salubrité, il prit la parole pour exposer
sa manière de voir. En 1878, il jeta les bases d'un
service qui comprenait suivant lui: 1° des inspecteurs
communaux présentant le plus de garantie possible,
choisis par l'inspecteur cantonal sur la proposition
de la municipalité; 2° un inspecteur cantonal pris
parmi les vétérinaires de la région qui devait surveiller les inspecteurs communaux, et qui seul avait
mission de trancher une question douteuse.

Aujourd'hui que le nombre des vetérinaires s'est
accru, on pourrait facilement leur confier tous les
postes d'inspecteur, et en éliminer les vieux mili-
taires, les anciens bouchers, les employés d'octroi et
de douane retraités, incapables d'examiner utilement
les viandes de boucherie au point de vue de la salubrité.

Deux, trois communes et même davantage, suivant
leur importance, pourraient s'associer afin de
supporter collectivement les frais de visite. Au jour
convenu à l'avance, les bouchers procèderaient à
l'abatage de leurs animaux qui seraient visités par
le vétérinaire, — De fortes pénalités préviendraient
les infractions à la loi.

L'objection à faire est que, là où la concurrence est
sérieuse, un vétérinaire en vogue ne sacrifierait pas
sa clientèle pour la rémunération minime qui lui
serait allouée annuellement par la Municipalité.
Mais dans les villes de peu d'importance serait-il
nécessaire de donner un long temps au service de

l'abattoir ? Nullement, une demi-heure, une heure au plus par jour serait bien suffisante à la condition que les animaux sacrifiés dans la journée ne pourraient être enlevés que le soir après la visite sanitaire, et qu'à côté de chacun d'eux se trouveraient tous les organes. De cette façon aucune fraude ne serait possible.

Dans chaque département, au chef-lieu de préfecture, résiderait un vétérinaire, chef de service, nommé à la suite d'examens passés devant un jury composé de professeurs des Ecoles vétérinaires. — Fonctionnaire de l'Etat, relevant du ministère de l'agriculture ou de l'intérieur, et ne devant compte de ses actes qu'au préfet, soustrait ainsi aux nombreuses petites cabales de clocher, indépendant vis-à-vis des conseillers municipaux dont la profession est celle de boucher, il aurait la haute main sur tous les inspecteurs du département, les dirigerait dans leurs opérations, et donnerait les décisions dans les cas difficiles.

Enfin, un travail de révision de toutes les causes d'insalubrité des viandes serait exécuté au ministère par des hommes compétents. On déciderait, par exemple :

Que tous les animaux tuberculeux seraient livrés à la salaison ;

Que les porcs atteints de ladrerie seraient saisis dans tous les cas ;

Que les viandes maigres sans moelle seraient enfouies ;

Que la consommation des chairs des animaux malades fébricitants serait prohibée ;

Qu'il en serait de même pour les animaux charbonneux, morveux, typhiques, etc ;

Que les veaux ne seraient jamais tués à moins de 30 jours et dans un état de graisse satisfaisant ;

Etc., etc. . . . .

Nous ne faisons ici bien entendu qu'indiquer le sens dans lequel nous voudrions voir rédiger ce tableau. Ce ne serait qu'à la suite d'une étude approfondie, et par de nombreux emprunts faits aux coutumes de chaque pays, tenant compte des nécessités locales, qu'on arriverait à un résultat complet.

Alors combien serait facilitée la tâche de chacun!

Grâce à une réglementation unique, la même pour toute la France, les procès entre bouchers et producteurs diminueraient de jour en jour, et la santé publique serait sauvegardée.

315